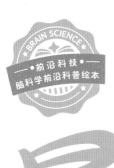

BRAIN SCIENCE
·前沿科技·
脑科学前沿科普绘本

最好的

3

★ 认识情绪 ★

主编 朱孟潇

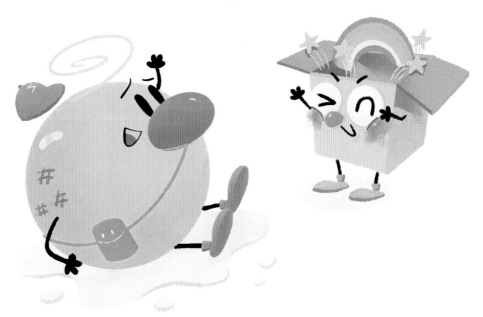

中国科学技术大学出版社

图书在版编目（CIP）数据

最好的朋友：认识情绪/朱孟潇主编. —合肥：中国科学技术大学出版社，2024.3
（引领未来的前沿科技. 脑科学前沿科普绘本）
"十四五"安徽省重点出版物规划项目
ISBN 978-7-312-05857-8

Ⅰ.最⋯ Ⅱ.朱⋯ Ⅲ.脑科学—少儿读物 Ⅳ.R338.2-49

中国国家版本馆CIP数据核字（2023）第 252118 号

最好的朋友：认识情绪
ZUIHAO DE PENGYOU: RENSHI QINGXU

出版 中国科学技术大学出版社

安徽省合肥市金寨路 96 号，230026

http://press.ustc.edu.cn

https://zgkxjsdxcbs.tmall.com

印刷 鹤山雅图仕印刷有限公司

发行 中国科学技术大学出版社

开本 787 mm×1092 mm　1/12

印张 4

字数 50 千

版次 2024 年 3 月第 1 版

印次 2024 年 3 月第 1 次印刷

定价 42.00 元

编委会

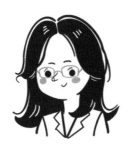

朱孟潇

主 编

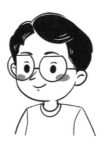

怀 怀

副主编

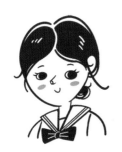

付宝宝

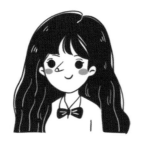

沈子璇

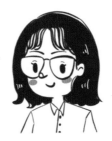

程星星

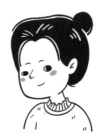

李璐璐

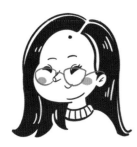

常勤缘

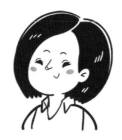

靳念念

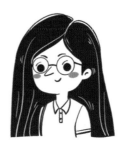

古月儿

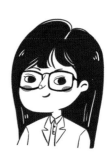

李凯丽

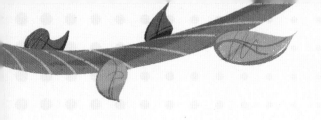

序

　　小朋友们，你们是否好奇我们每个人的视、听、嗅、味、喜、怒、哀、乐、学习、记忆、判断、抉择、语言甚至创造力从何而来？这些都依赖于我们的大脑。其复杂性堪比宇宙的运行。同时，它又随时随地持续不断地在发生着变化。因此，大脑不但塑造和定义了每个独一无二的个体，而且造就了整个人类文明。

　　小朋友们，你们知道大脑是如何运作的吗？脑科学是一门研究大脑的前沿科学，主要研究脑的结构、功能和疾病等，涉及多个学科领域，例如生物学、心理学、信息科学等。对于脑科学的研究，不仅能帮助我们了解认知、情感、行为和创造力的机制，还可推动脑疾病的治疗和人工智能的发展。

　　由朱孟潇老师团队精心编绘的"脑科学前沿科普绘本"包含四本：《元多多的神奇世界：认识大脑》《丢失的包裹：认识记忆》《最好的朋友：认识情绪》《混乱的城市：认识注意力》。其中，《元多多的神奇世界：认识大脑》是导读书，帮助小朋友们初步了解大脑的主要结构、基本功能和相关术语；其他三本书则分别介绍记忆的调控与运用、情绪和注意力等脑功能的基本知识。

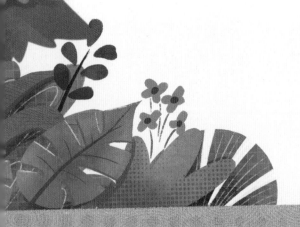

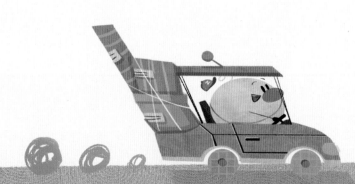

这套绘本以一位勇敢、乐观的快递员元多多为主角，他带领小朋友们开启神秘的送快递旅程，探索人类大脑的奥秘。元多多每次送快递都会遇到各种各样的神奇朋友，他们会带领你们一起探索大脑的各个部位，例如大脑皮层、海马体、小脑等。这些部位都有着自己独特的功能，就像一个个魔法宝盒，等待着你们去开启！

　　除了精彩的故事情节，这套书还配有精美的插画，插画师们用鲜艳的色彩和生动的笔触，将大脑的奇妙世界展现在你们面前，每一页都色彩丰富，充满想象。

　　现在，我邀请大家和元多多一起，开启探索奇妙大脑的神奇之旅，愿你们在这套绘本的陪伴下，享受阅读的乐趣，让知识的火花在你们的大脑中绽放！

　　用脑去理解脑，本身就是一件奇妙的事情！

薛 天

中国科学技术大学生命科学与医学部教授、博士生导师

微尺度物质科学国家研究中心神经环路与脑认知部主任

中国科学院脑功能与脑疾病重点实验室主任

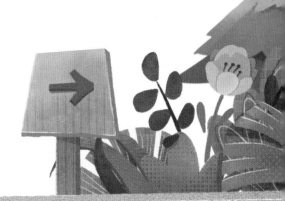

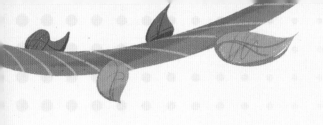

前　言

　　孩子们对于世界充满好奇心，作为一名多年深耕在认知科学领域的研究者，编写这套绘本，源自我对儿童认知发展的关切。我希望通过这套绘本，将复杂的神经科学知识讲得简单易懂，以有趣和生动的方式向孩子们介绍人类脑部知识，让孩子们在享受乐趣中学习，潜移默化地拓展认知边界。同时，我也希望通过这套图书，让家长和教育工作者们更好地了解儿童大脑的发育过程，为儿童的学习和成长提供更有效的引导。

　　这套绘本的主角元多多通过送快递的方式探访大脑的不同部分，这是一种象征，鼓励孩子们勇于探索未知领域，勇敢面对挑战。在探险的过程中，孩子们将从元多多的身上领略到勇敢和乐观的精神。同时，这套绘本也为家长和老师们提供了一种新颖的教学资源，帮助他们向孩子们解释复杂的脑部知识，激发孩子们的学习兴趣和好奇心。

　　本套绘本的出版得到了科技部国家重点研发项目"面向终身学习的个性化'数字教师'智能体技术研究与应用（2021YFF0901004）"项目的支持。本套绘本在编写过程中，得到了团队成员的大力支持，他们专业且充满激情，具体分工如下：主编朱孟潇负责绘本项目的整体规划和实施，构思故事情节，使之生

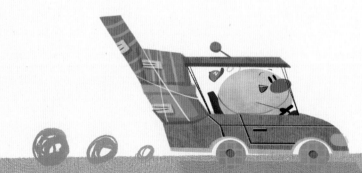

动有趣，并富有教育意义；儿童心理学家负责内容的易懂性和适宜性，以确保故事和知识的传达符合孩子们的认知水平；神经科学家则提供了丰富的科学知识，确保书中讲述的信息准确可靠；插画师用他们的画笔将故事里的每一幅图片都绘制得栩栩如生，让故事更具视觉吸引力。此外，感谢中国科学技术大学心理学系何晓松研究员、中国医学科学院基础医学研究所樊圃研究员和中国科学院心理研究所李甦研究员对本套绘本的科学性和专业性进行把关，感谢中国科学技术大学信息学院特任副研究员李鑫对本书出版的大力支持。

本套绘本最终得以出版，最重要的是要感谢亲爱的小朋友们和家长们，是你们对阅读的热爱和支持，让我们有了持续创作的动力！希望这套绘本的主角元多多能够陪伴你们度过愉快的时光，让你们在阅读中汲取知识的营养，同时也收获快乐的心情。愿这套绘本成为你们学习知识、培养兴趣的好朋友，让你们在探索未知的路上永远充满勇气和好奇心！

现在，快翻开这本书，让我们一起去开启一段愉快的冒险之旅吧！

朱孟潇

中国科学技术大学人文与社会科学院、大数据学院研究员、博士生导师

国际传播学会中国理事会主席

科学教育与传播安徽省哲学社会科学重点实验室副主任

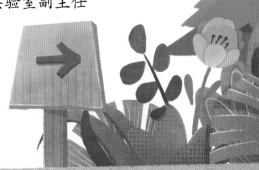

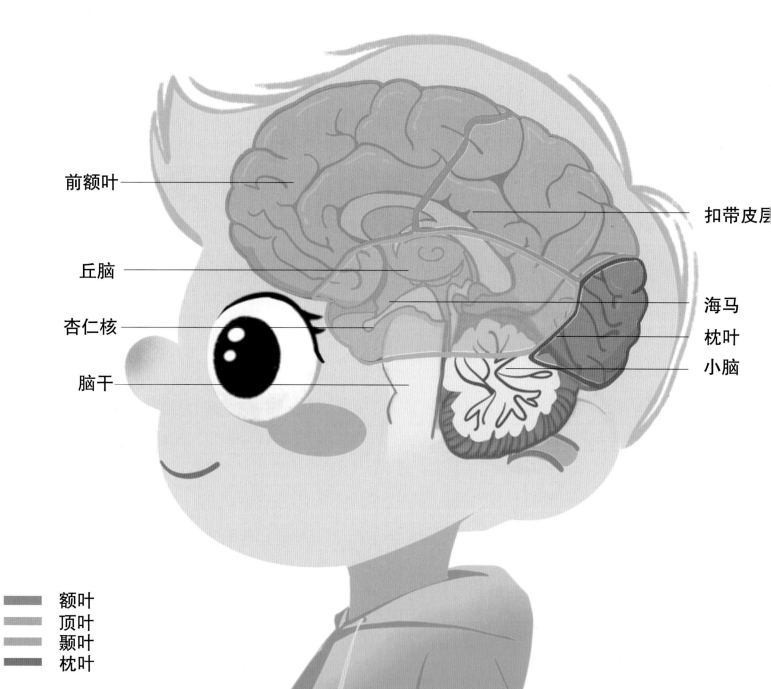

前额叶

扣带皮层

丘脑

海马

杏仁核

枕叶

脑干

小脑

额叶
顶叶
颞叶
枕叶

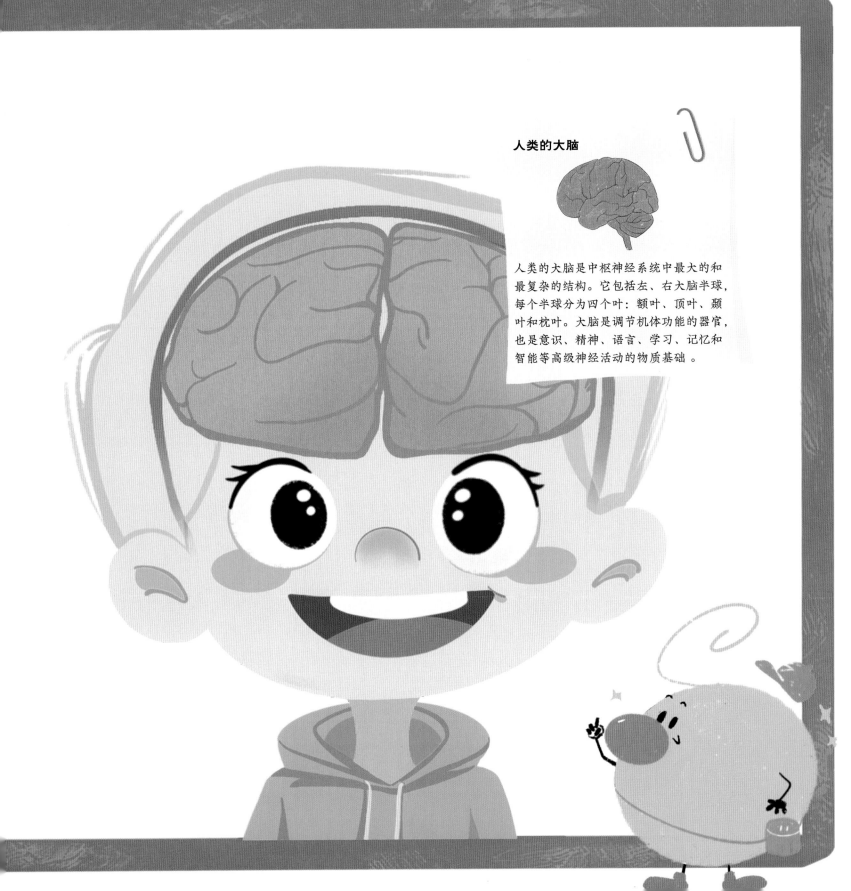

人类的大脑

人类的大脑是中枢神经系统中最大的和最复杂的结构。它包括左、右大脑半球，每个半球分为四个叶：额叶、顶叶、颞叶和枕叶。大脑是调节机体功能的器官，也是意识、精神、语言、学习、记忆和智能等高级神经活动的物质基础。

大家好！我是元多多（人类大脑中的一个电信号），
是大脑城市中一个平凡的送货员。
你用肉眼肯定看不见我，因为我很小很小，
但我却是你的一个老朋友⋯⋯

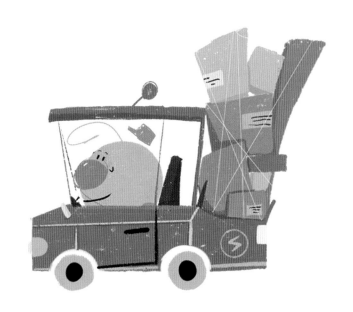

我们的城市被人类称为"大脑"，
所有的送货员都在大脑这个城市里工作。

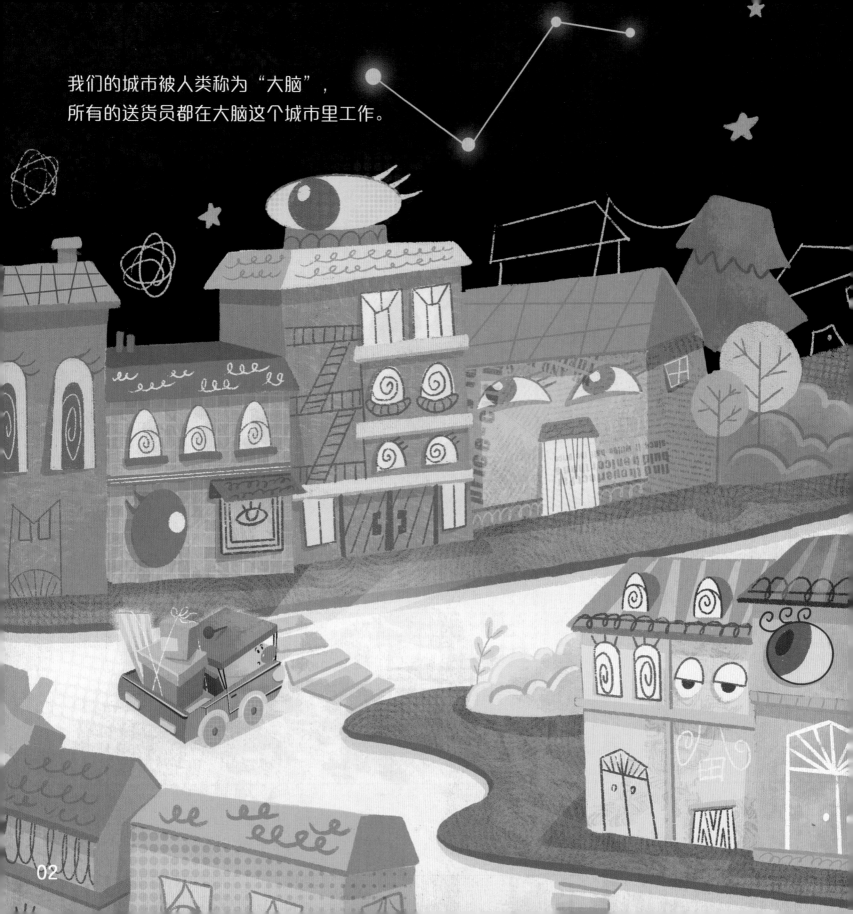

02

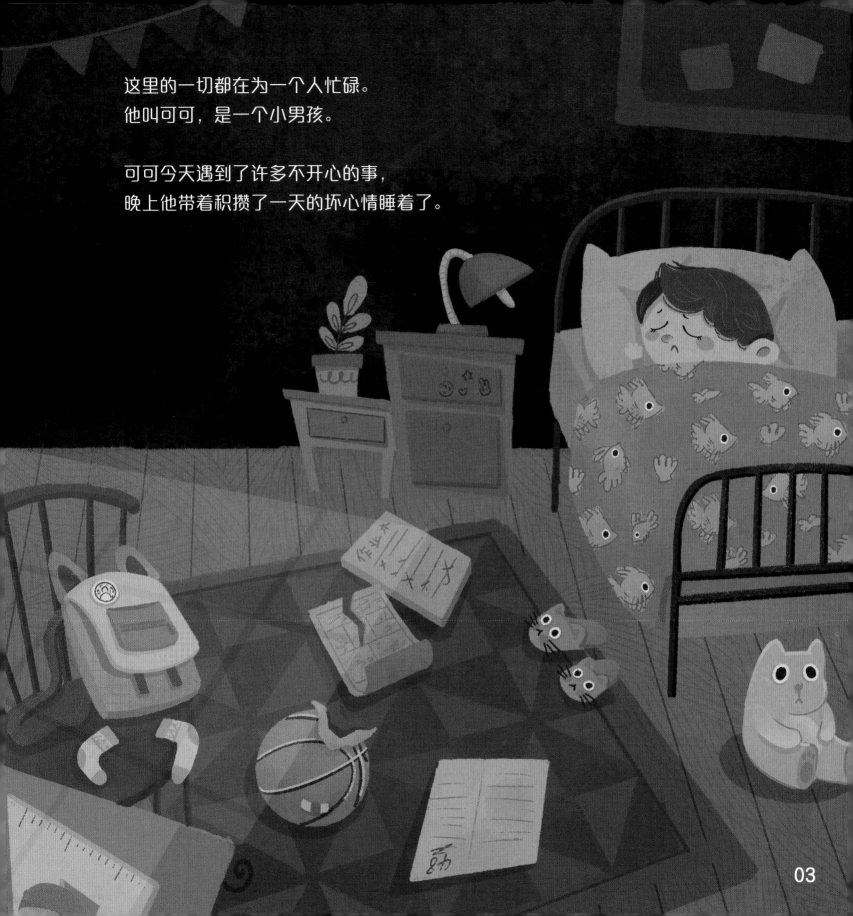

这里的一切都在为一个人忙碌。
他叫可可，是一个小男孩。

可可今天遇到了许多不开心的事，
晚上他带着积攒了一天的坏心情睡着了。

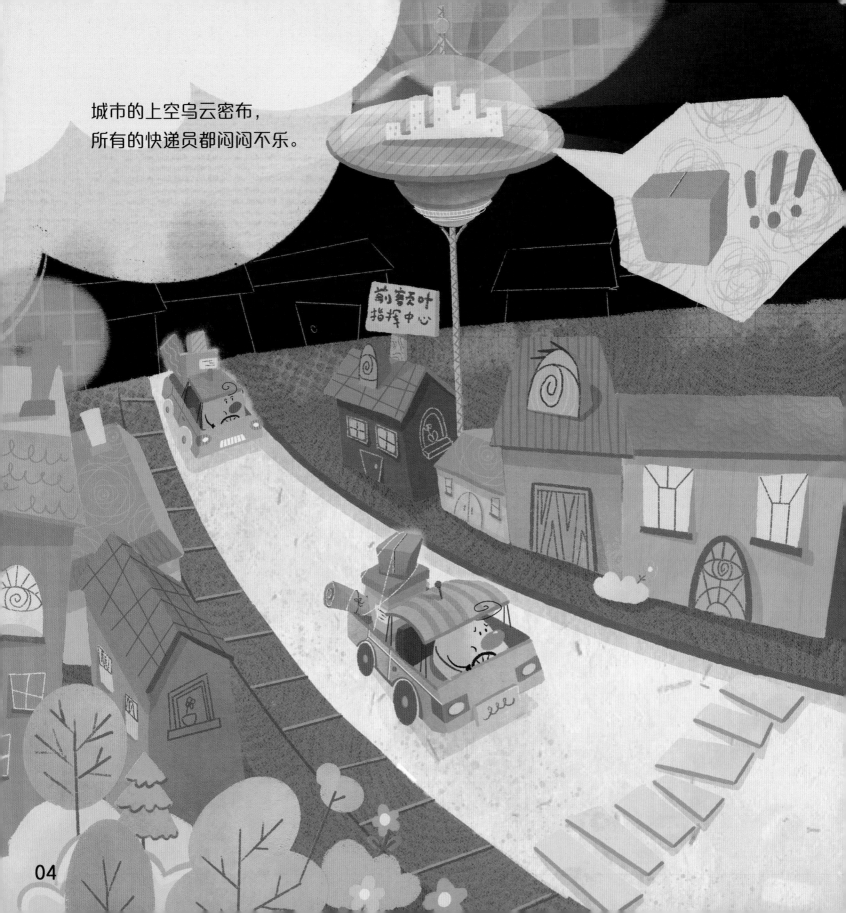

城市的上空乌云密布，
所有的快递员都闷闷不乐。

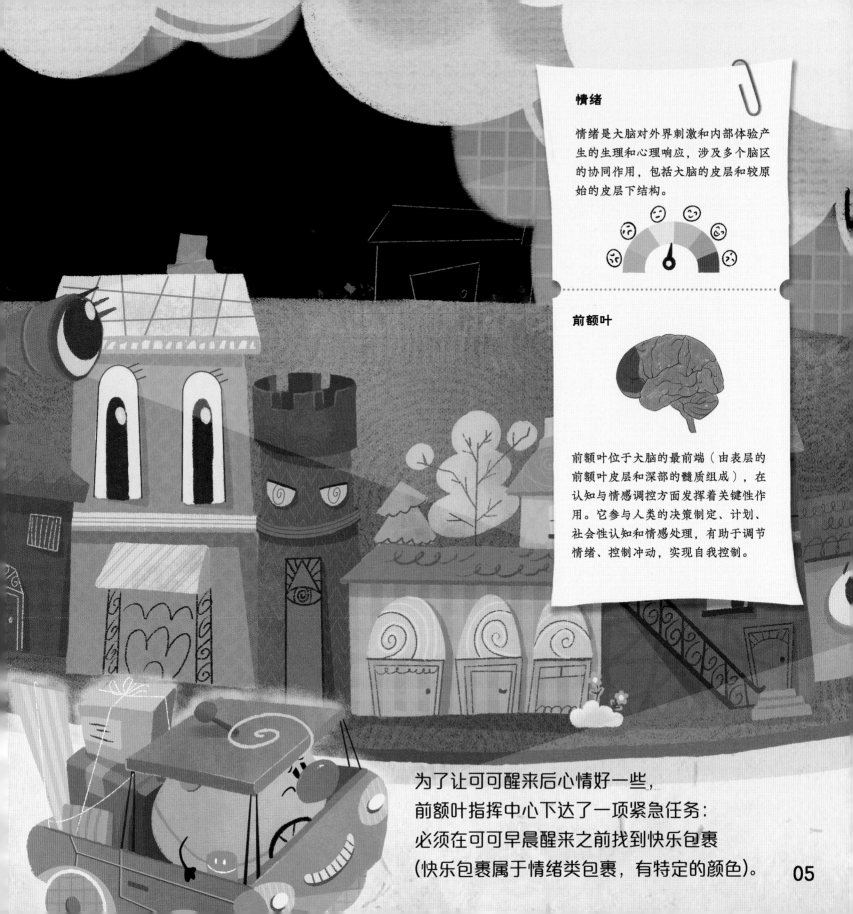

情绪

情绪是大脑对外界刺激和内部体验产生的生理和心理响应，涉及多个脑区的协同作用，包括大脑的皮层和较原始的皮层下结构。

前额叶

前额叶位于大脑的最前端（由表层的前额叶皮层和深部的髓质组成），在认知与情感调控方面发挥着关键性作用。它参与人类的决策制定、计划、社会性认知和情感处理，有助于调节情绪、控制冲动，实现自我控制。

为了让可可醒来后心情好一些，
前额叶指挥中心下达了一项紧急任务：
必须在可可早晨醒来之前找到快乐包裹
（快乐包裹属于情绪类包裹，有特定的颜色）。

05

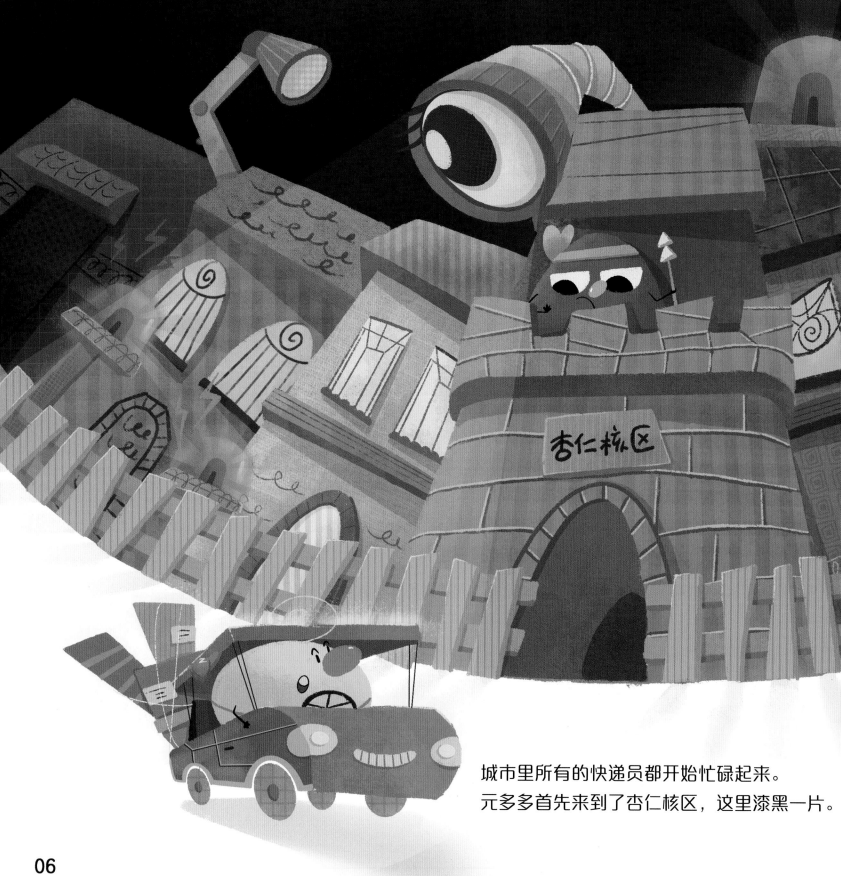

城市里所有的快递员都开始忙碌起来。
元多多首先来到了杏仁核区，这里漆黑一片。

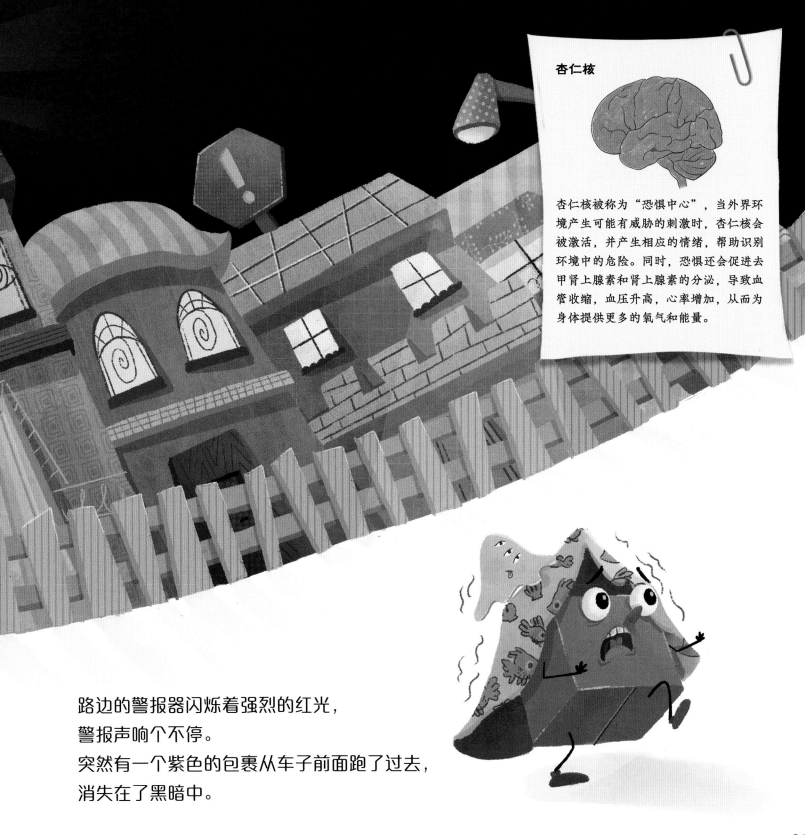

杏仁核

杏仁核被称为"恐惧中心"，当外界环境产生可能有威胁的刺激时，杏仁核会被激活，并产生相应的情绪，帮助识别环境中的危险。同时，恐惧还会促进去甲肾上腺素和肾上腺素的分泌，导致血管收缩，血压升高，心率增加，从而为身体提供更多的氧气和能量。

路边的警报器闪烁着强烈的红光，
警报声响个不停。
突然有一个紫色的包裹从车子前面跑了过去，
消失在了黑暗中。

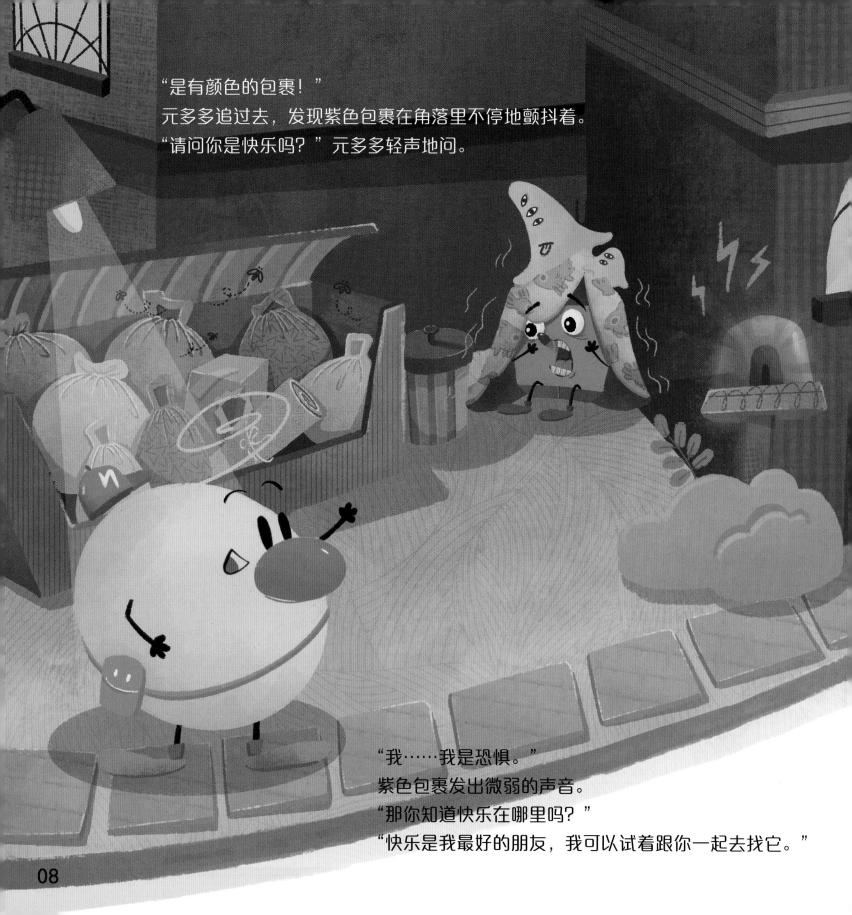

"是有颜色的包裹！"
元多多追过去，发现紫色包裹在角落里不停地颤抖着。
"请问你是快乐吗？"元多多轻声地问。

"我……我是恐惧。"
紫色包裹发出微弱的声音。
"那你知道快乐在哪里吗？"
"快乐是我最好的朋友，我可以试着跟你一起去找它。"

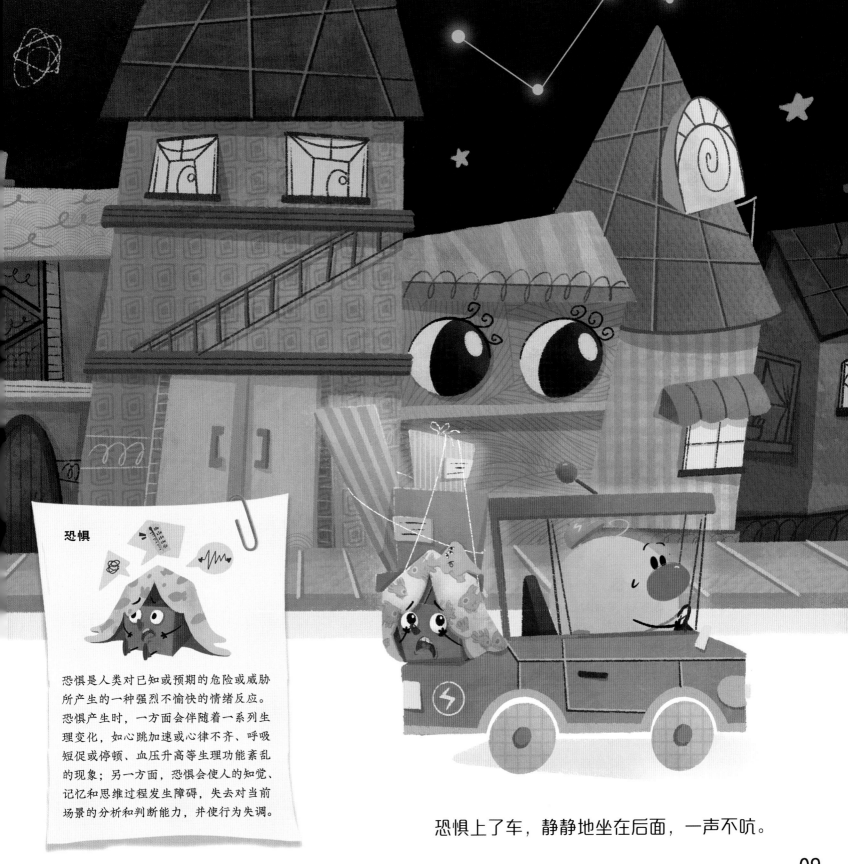

恐惧

恐惧是人类对已知或预期的危险或威胁所产生的一种强烈不愉快的情绪反应。恐惧产生时,一方面会伴随着一系列生理变化,如心跳加速或心律不齐、呼吸短促或停顿、血压升高等生理功能紊乱的现象;另一方面,恐惧会使人的知觉、记忆和思维过程发生障碍,失去对当前场景的分析和判断能力,并使行为失调。

恐惧上了车,静静地坐在后面,一声不吭。

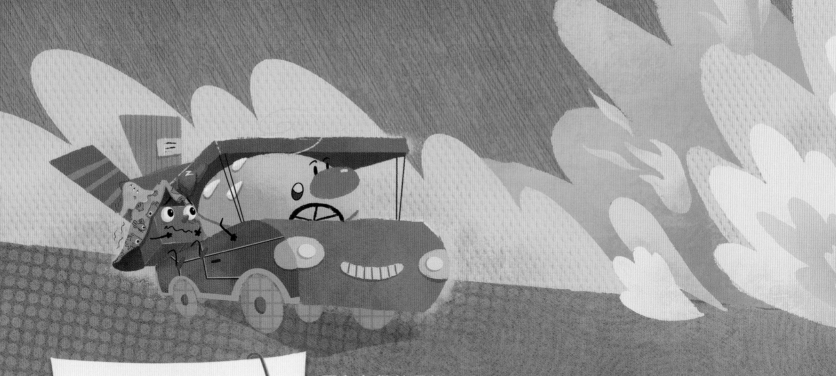

杏仁核与下丘脑交界处

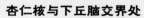

杏仁核与下丘脑交界处在情绪调节中扮演关键角色。当面临潜在威胁时，杏仁核会激发愤怒情绪的感知，而下丘脑则在愤怒情绪中释放荷尔蒙和神经递质，引发生理反应。这一交界处的相互作用促使愤怒情绪的产生。

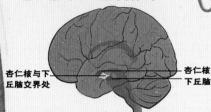

元多多继续寻找。
他来到了杏仁核区与下丘脑区交界处，
这里温度很高，周围的河都干涸了，
几座火山的岩浆不断地往外冒，映得天空红彤彤的。

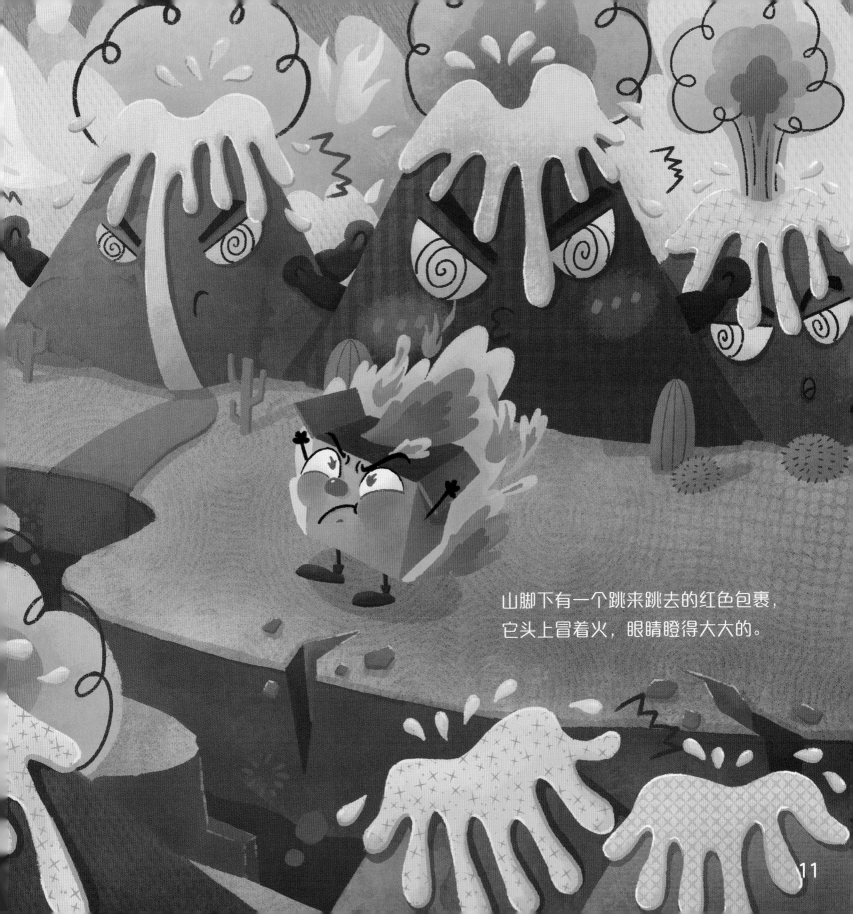

山脚下有一个跳来跳去的红色包裹，
它头上冒着火，眼睛瞪得大大的。

11

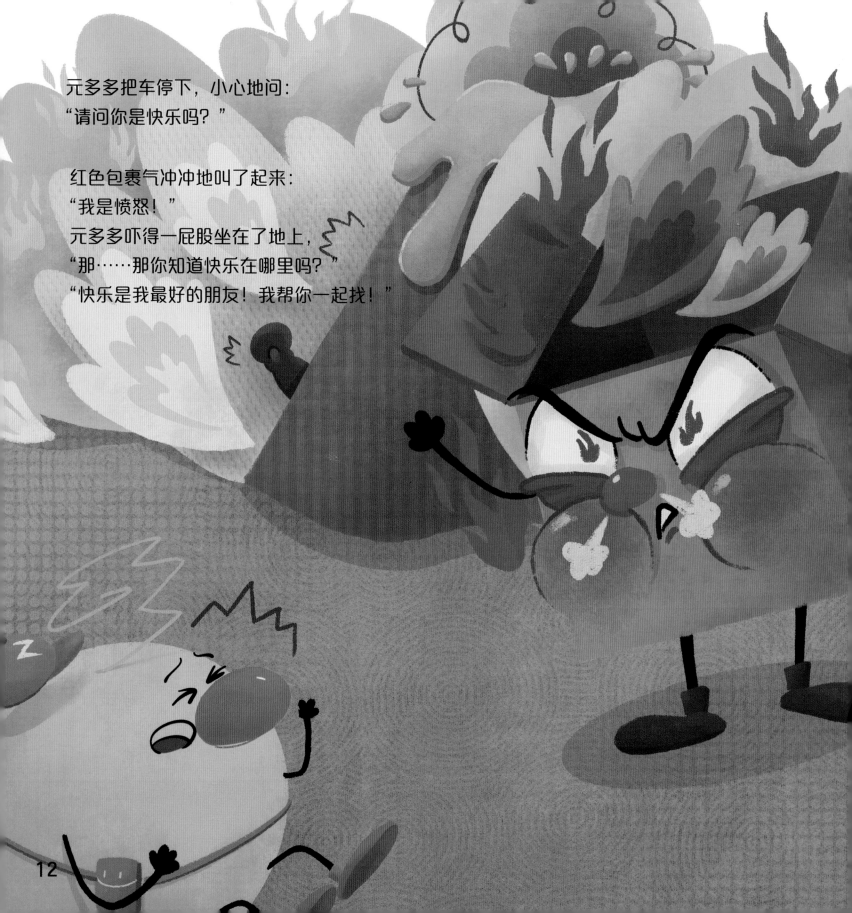

元多多把车停下，小心地问：
"请问你是快乐吗？"

红色包裹气冲冲地叫了起来：
"我是愤怒！"
元多多吓得一屁股坐在了地上，
"那……那你知道快乐在哪里吗？"
"快乐是我最好的朋友！我帮你一起找！"

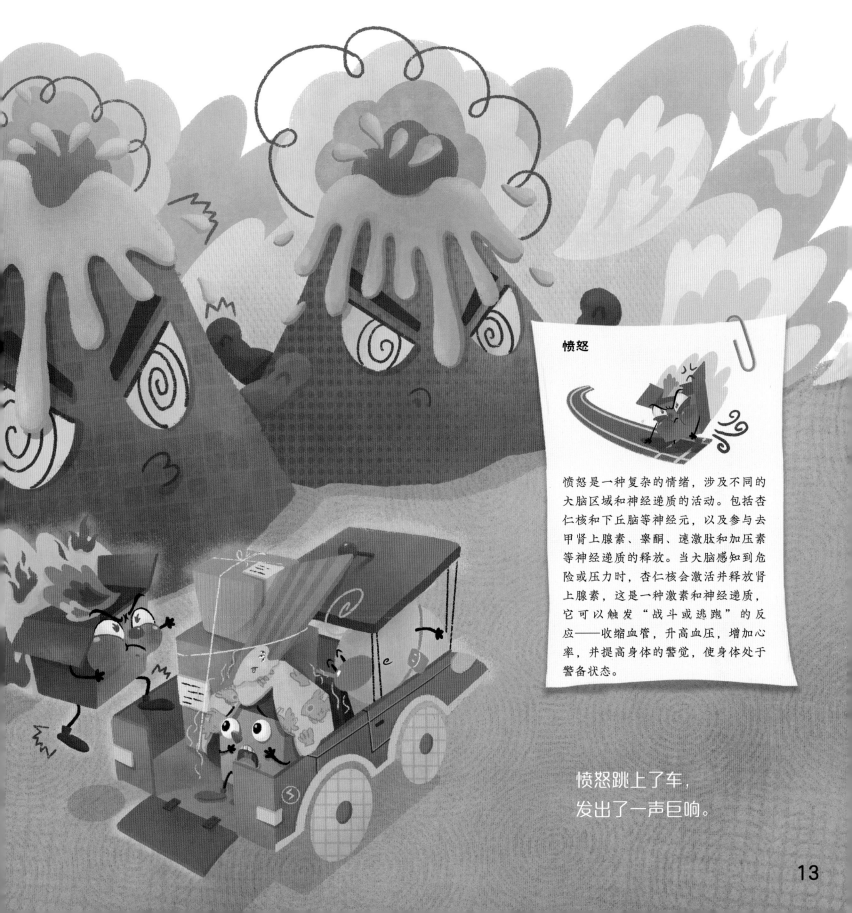

愤怒

愤怒是一种复杂的情绪，涉及不同的大脑区域和神经递质的活动。包括杏仁核和下丘脑等神经元，以及参与去甲肾上腺素、睾酮、速激肽和加压素等神经递质的释放。当大脑感知到危险或压力时，杏仁核会激活并释放肾上腺素，这是一种激素和神经递质，它可以触发"战斗或逃跑"的反应——收缩血管，升高血压，增加心率，并提高身体的警觉，使身体处于警备状态。

愤怒跳上了车，
发出了一声巨响。

13

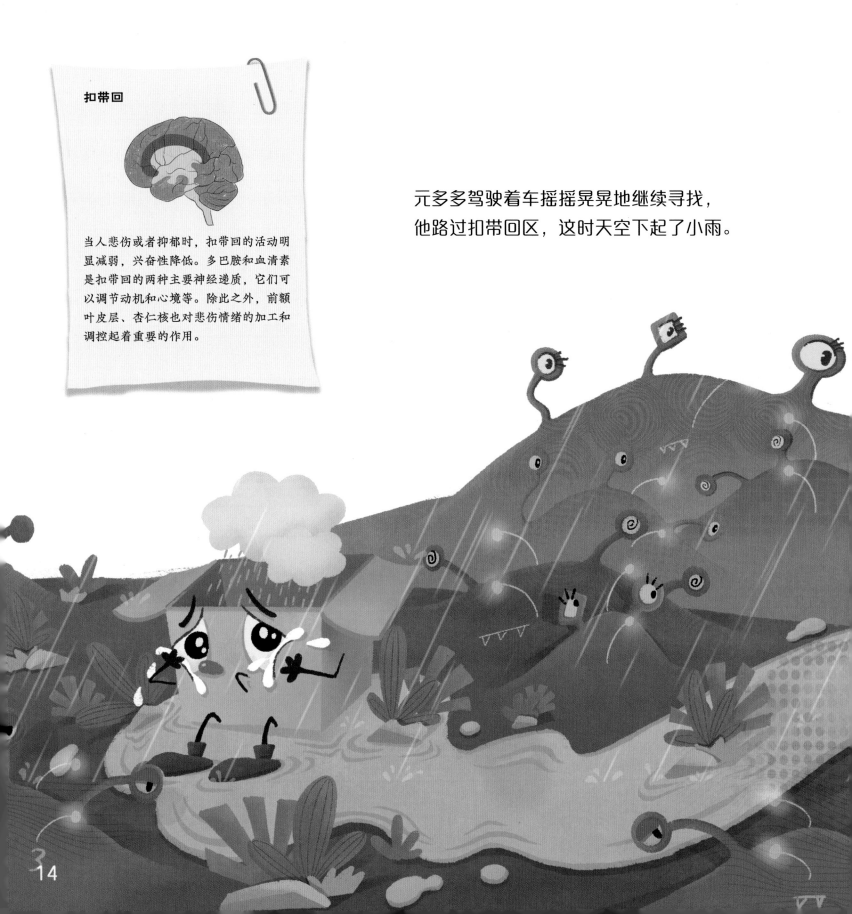

扣带回

当人悲伤或者抑郁时，扣带回的活动明显减弱，兴奋性降低。多巴胺和血清素是扣带回的两种主要神经递质，它们可以调节动机和心境等。除此之外，前额叶皮层、杏仁核也对悲伤情绪的加工和调控起着重要的作用。

元多多驾驶着车摇摇晃晃地继续寻找，他路过扣带回区，这时天空下起了小雨。

透过车窗，他看到了一个蓝色的包裹正蹲在地上哭泣，
眼泪汇成了一条小河。

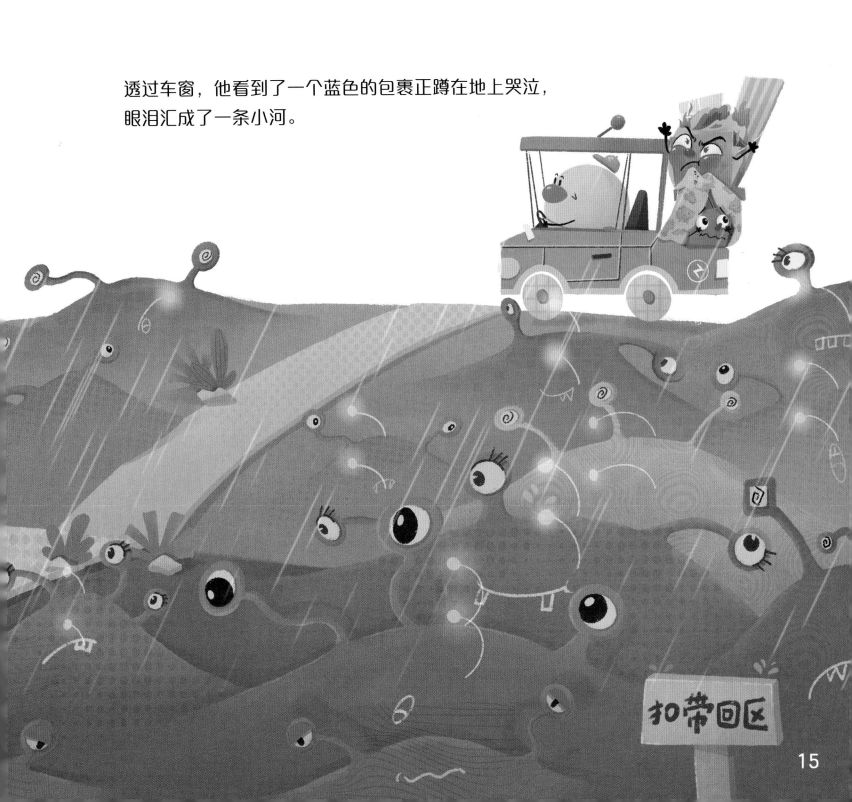

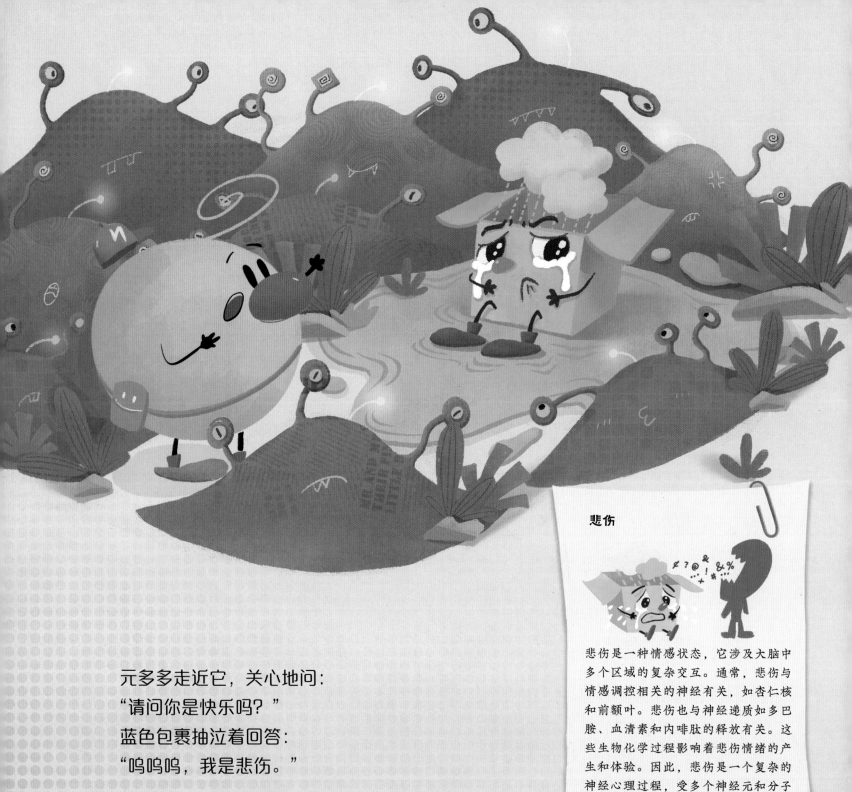

元多多走近它，关心地问：
"请问你是快乐吗？"
蓝色包裹抽泣着回答：
"呜呜呜，我是悲伤。"

悲伤

悲伤是一种情感状态，它涉及大脑中多个区域的复杂交互。通常，悲伤与情感调控相关的神经有关，如杏仁核和前额叶。悲伤也与神经递质如多巴胺、血清素和内啡肽的释放有关。这些生物化学过程影响着悲伤情绪的产生和体验。因此，悲伤是一个复杂的神经心理过程，受多个神经元和分子机制的控制。

"那你知道快乐在哪吗?"

"快乐是我最好的朋友,我可以陪你一起去找它。"

元多多扶着蓝色包裹上了车。

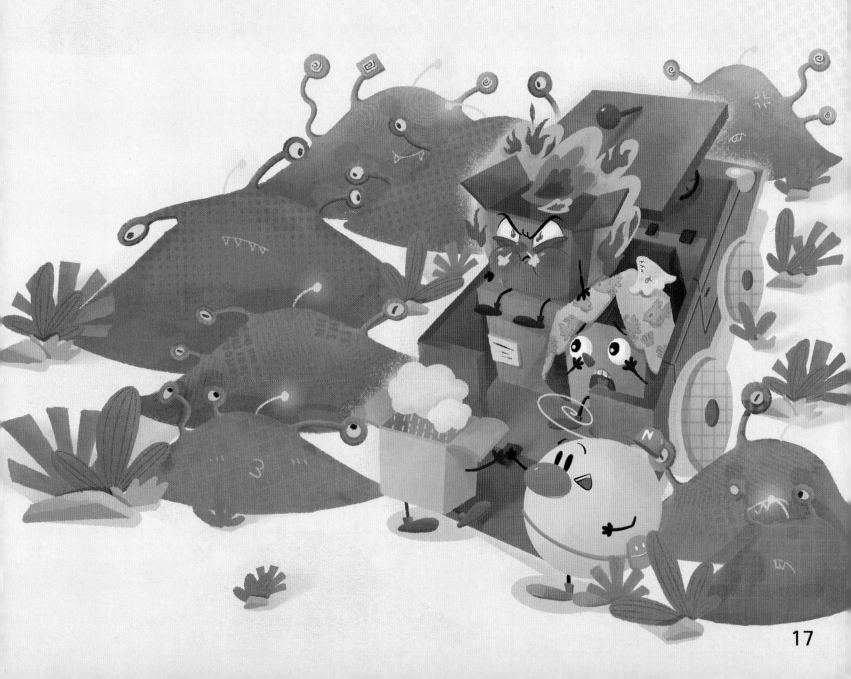

就这样，恐惧、愤怒、悲伤一起坐在车子后面。
过了很久很久，他们还是没有找到快乐。

这时，指挥中心的广播发出通知：
可可那边的天就要亮了。

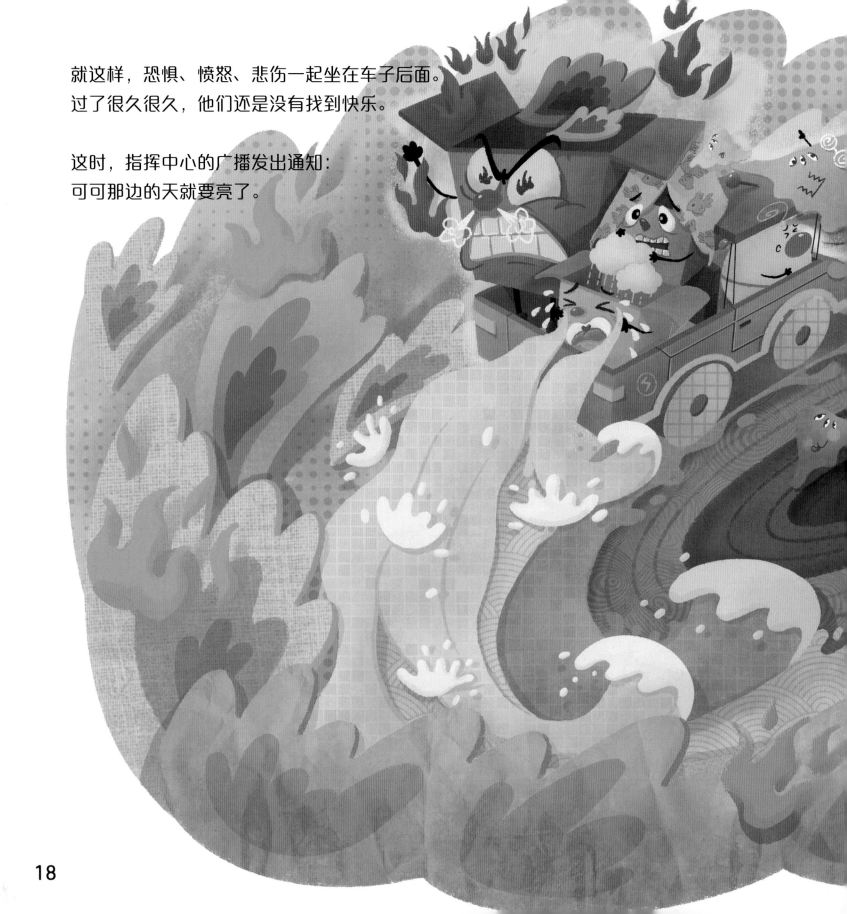

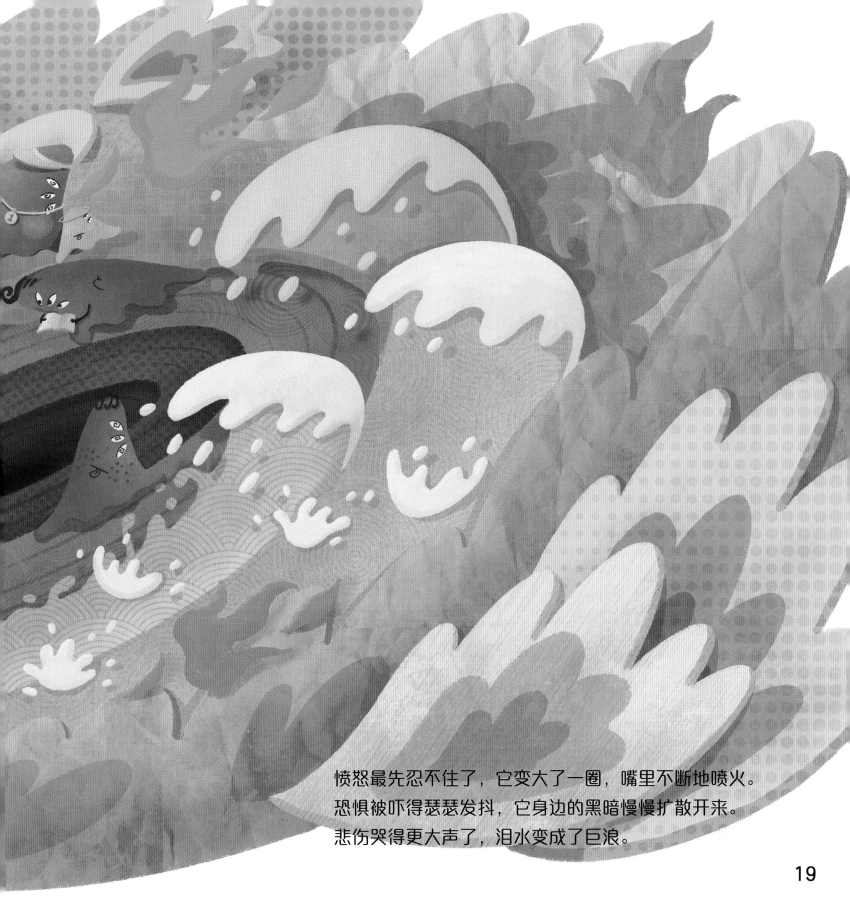

愤怒最先忍不住了，它变大了一圈，嘴里不断地喷火。
恐惧被吓得瑟瑟发抖，它身边的黑暗慢慢扩散开来。
悲伤哭得更大声了，泪水变成了巨浪。

19

元多多被悲伤的泪水冲下了车子，
又被愤怒喷出的火烫伤，
最后陷入了恐惧的漩涡里……

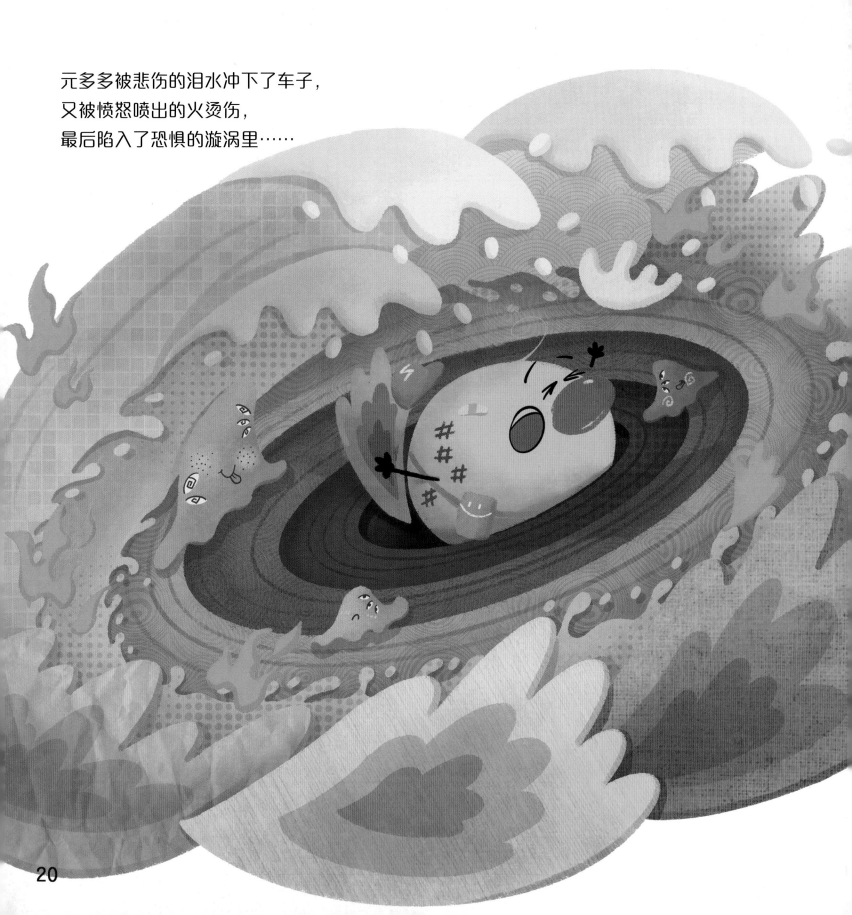

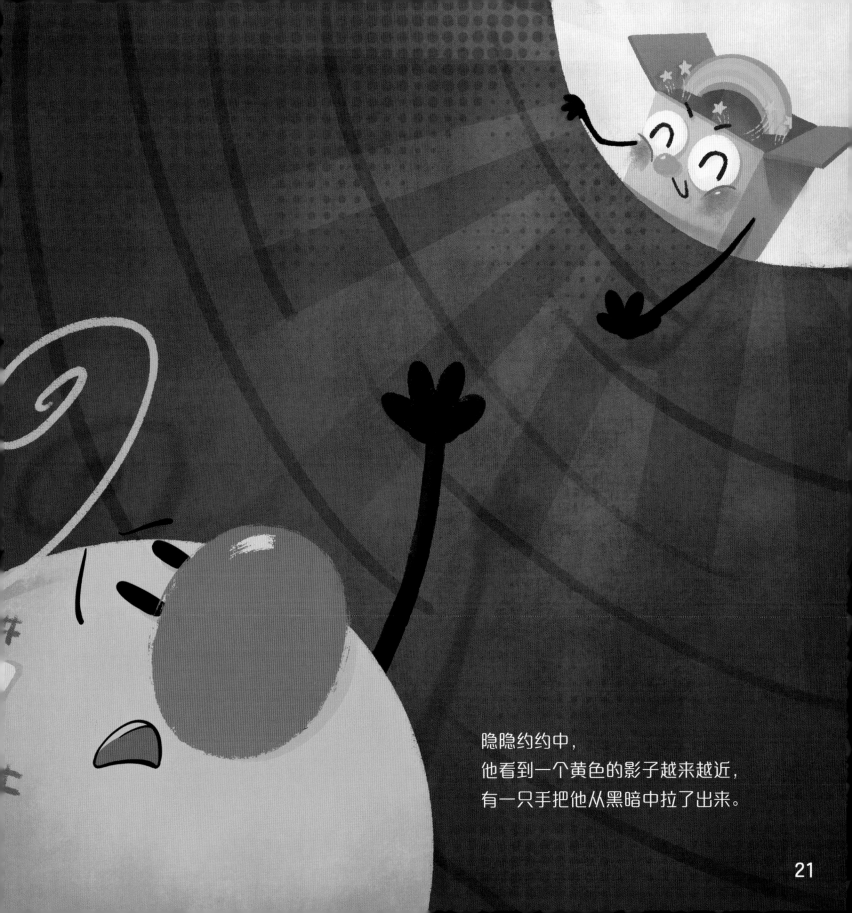

隐隐约约中，
他看到一个黄色的影子越来越近，
有一只手把他从黑暗中拉了出来。

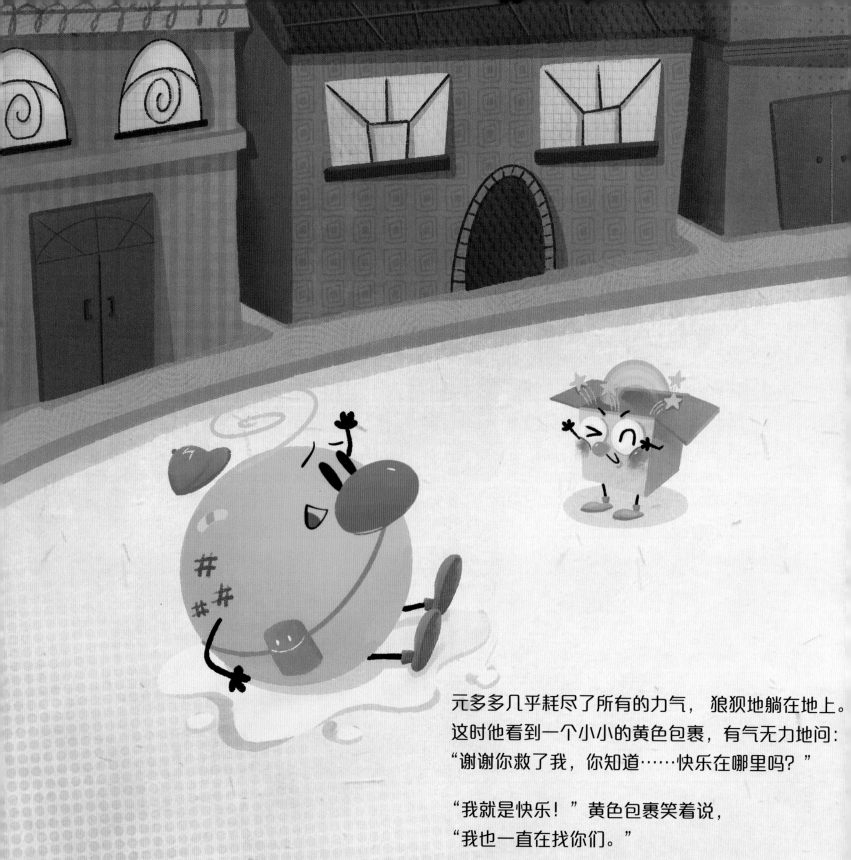

元多多几乎耗尽了所有的力气，狼狈地躺在地上。
这时他看到一个小小的黄色包裹，有气无力地问：
"谢谢你救了我，你知道……快乐在哪里吗？"

"我就是快乐！"黄色包裹笑着说，
"我也一直在找你们。"

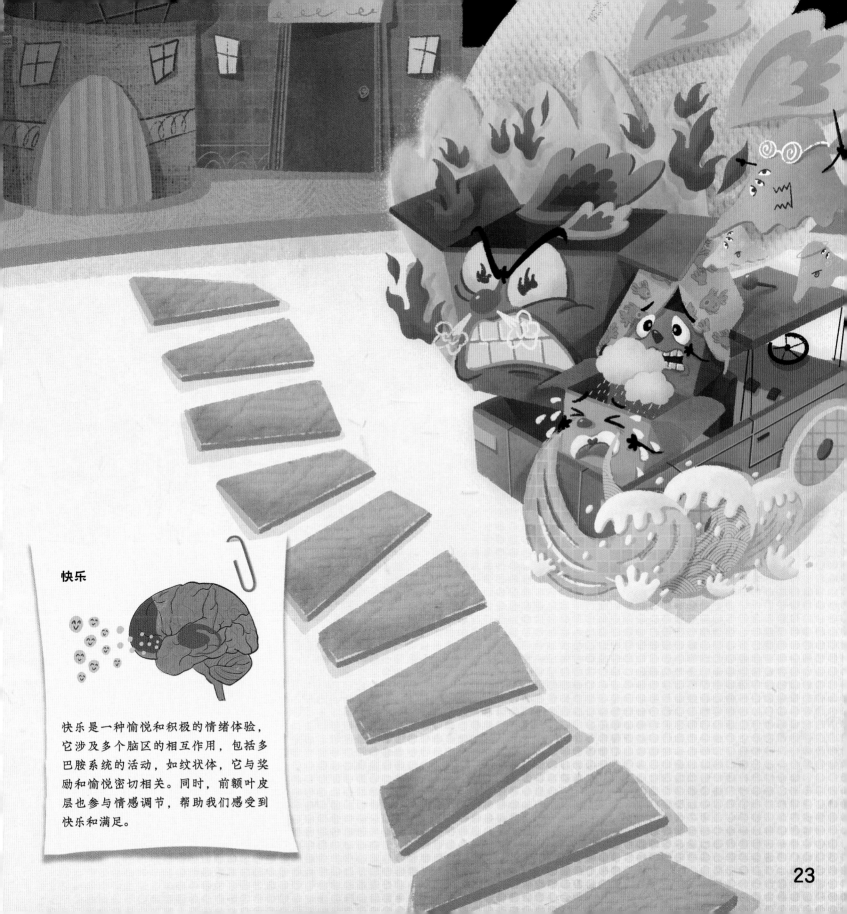

快乐

快乐是一种愉悦和积极的情绪体验，它涉及多个脑区的相互作用，包括多巴胺系统的活动，如纹状体，它与奖励和愉悦密切相关。同时，前额叶皮层也参与情感调节，帮助我们感受到快乐和满足。

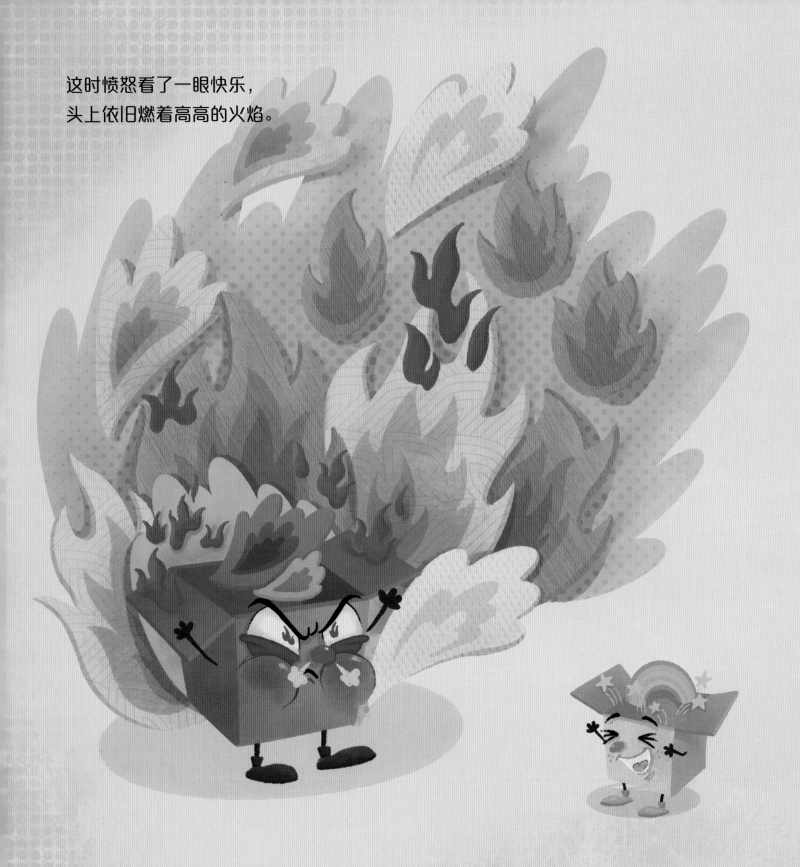

这时愤怒看了一眼快乐，
头上依旧燃着高高的火焰。

24

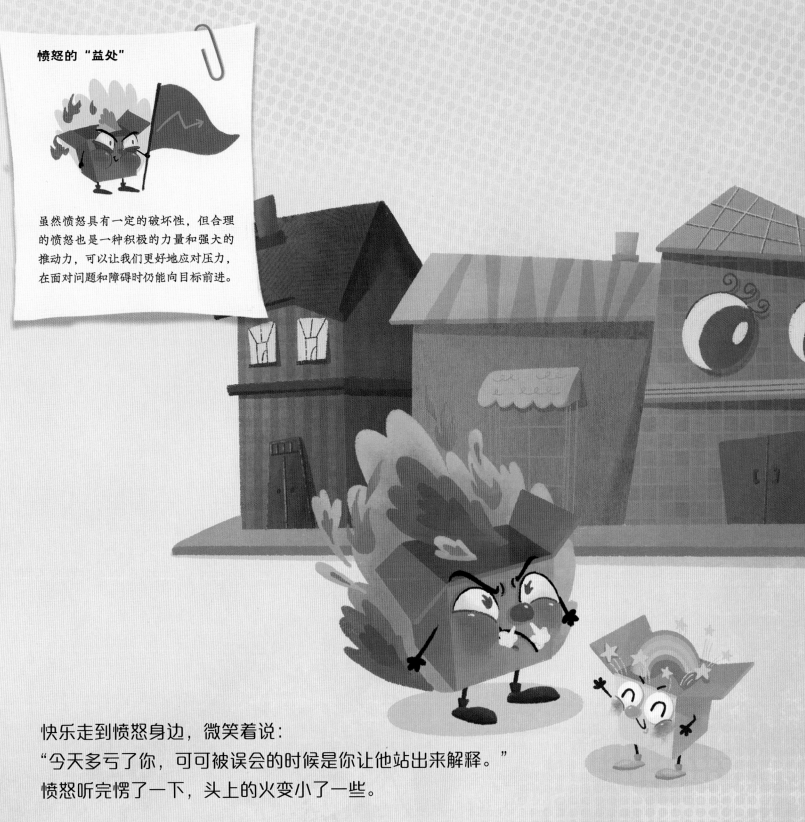

快乐走到愤怒身边，微笑着说：
"今天多亏了你，可可被误会的时候是你让他站出来解释。"
愤怒听完愣了一下，头上的火变小了一些。

这时悲伤看了一眼快乐，
哭得更大声了。

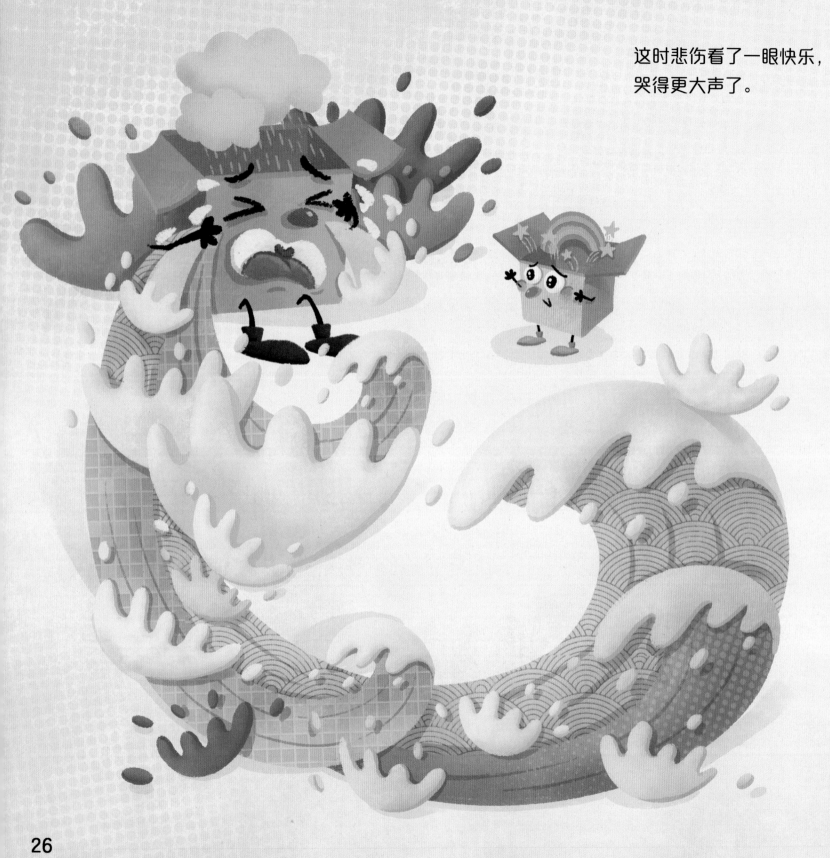

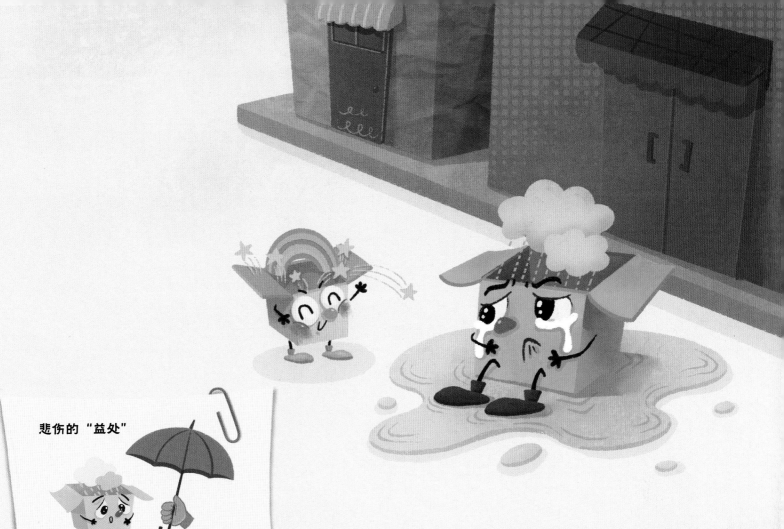

悲伤的"益处"

悲伤是一种最常见的消极情绪，轻微、短时间的悲伤情绪也有一些潜在的好处和功能，如可引起他人的关心和帮助。

在面对失去或失败时，悲伤情绪可以促使人们思考和反思，有助于个人的成长和学习。在经历悲伤的过程中，人们更有可能理解他人的痛苦，促使自己更关心他人的感受。

快乐摸了摸悲伤的头，安慰道：
"今天多亏了你，可可白天的伤心情绪才能发泄出来，这样缓解了他的压力。"
悲伤听完后停止了哭泣，撇了撇小嘴。

27

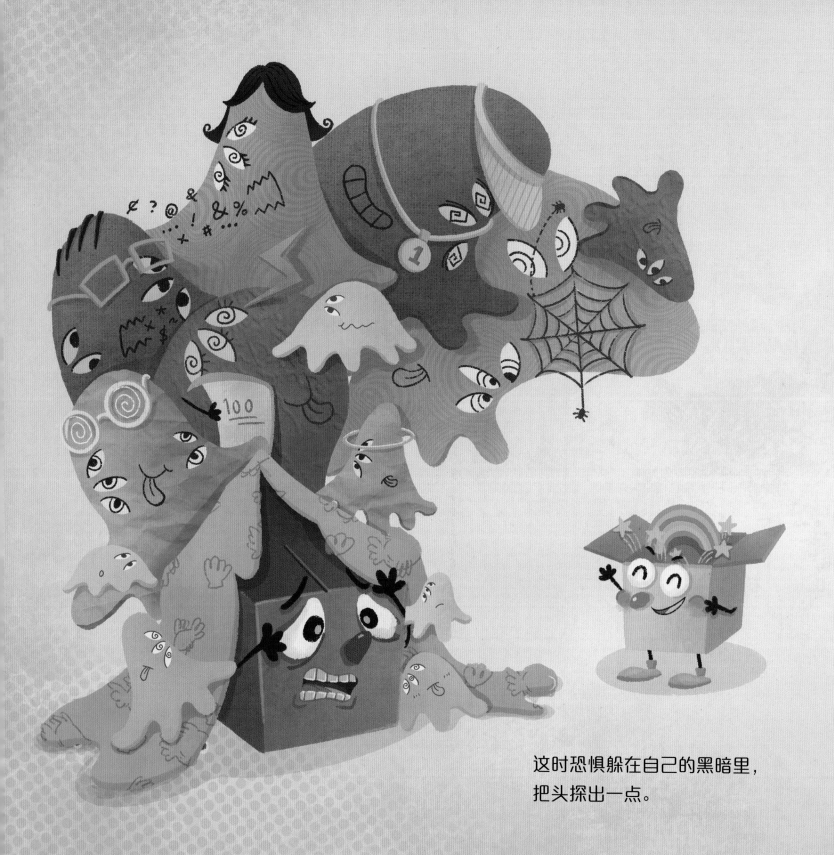

这时恐惧躲在自己的黑暗里，
把头探出一点。

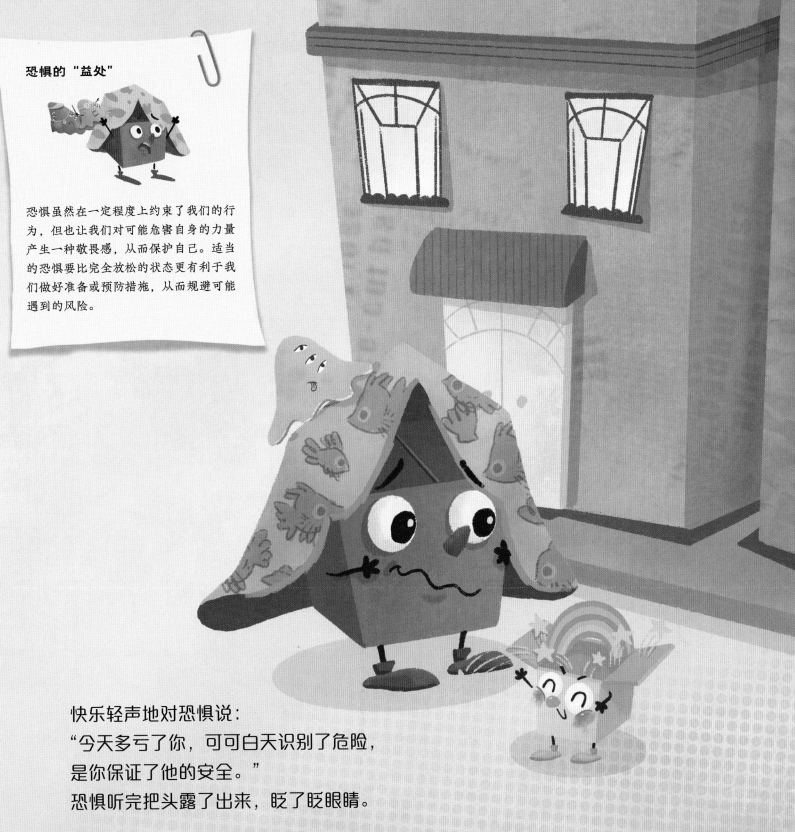

快乐轻声地对恐惧说：
"今天多亏了你，可可白天识别了危险，
是你保证了他的安全。"
恐惧听完把头露了出来，眨了眨眼睛。

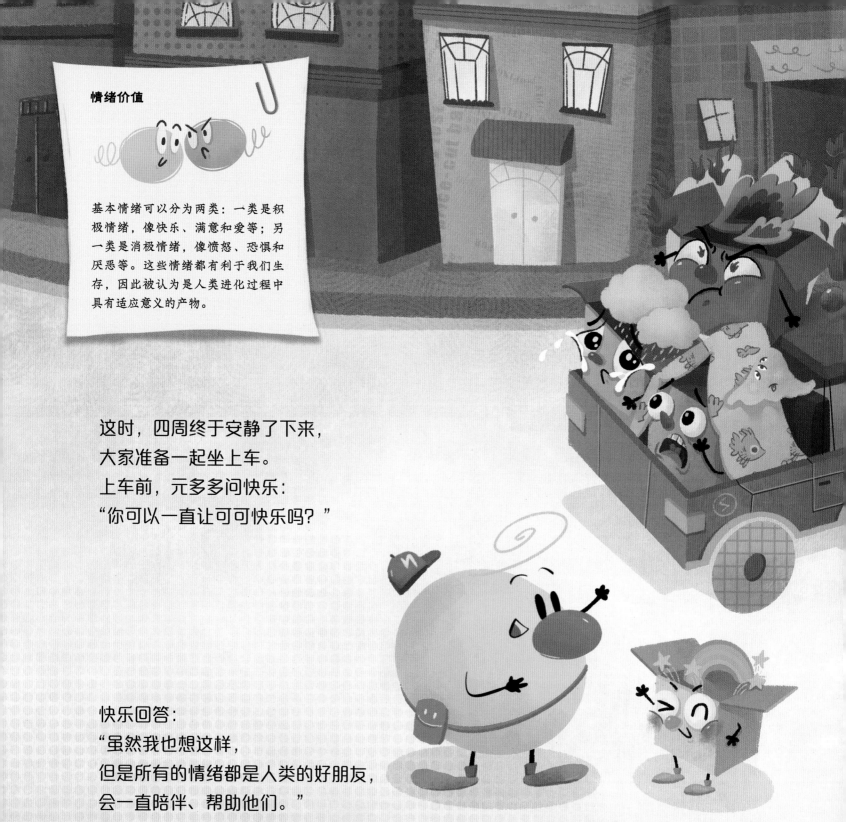

情绪价值

基本情绪可以分为两类：一类是积极情绪，像快乐、满意和爱等；另一类是消极情绪，像愤怒、恐惧和厌恶等。这些情绪都有利于我们生存，因此被认为是人类进化过程中具有适应意义的产物。

这时，四周终于安静了下来，
大家准备一起坐上车。
上车前，元多多问快乐：
"你可以一直让可可快乐吗？"

快乐回答：
"虽然我也想这样，
但是所有的情绪都是人类的好朋友，
会一直陪伴、帮助他们。"

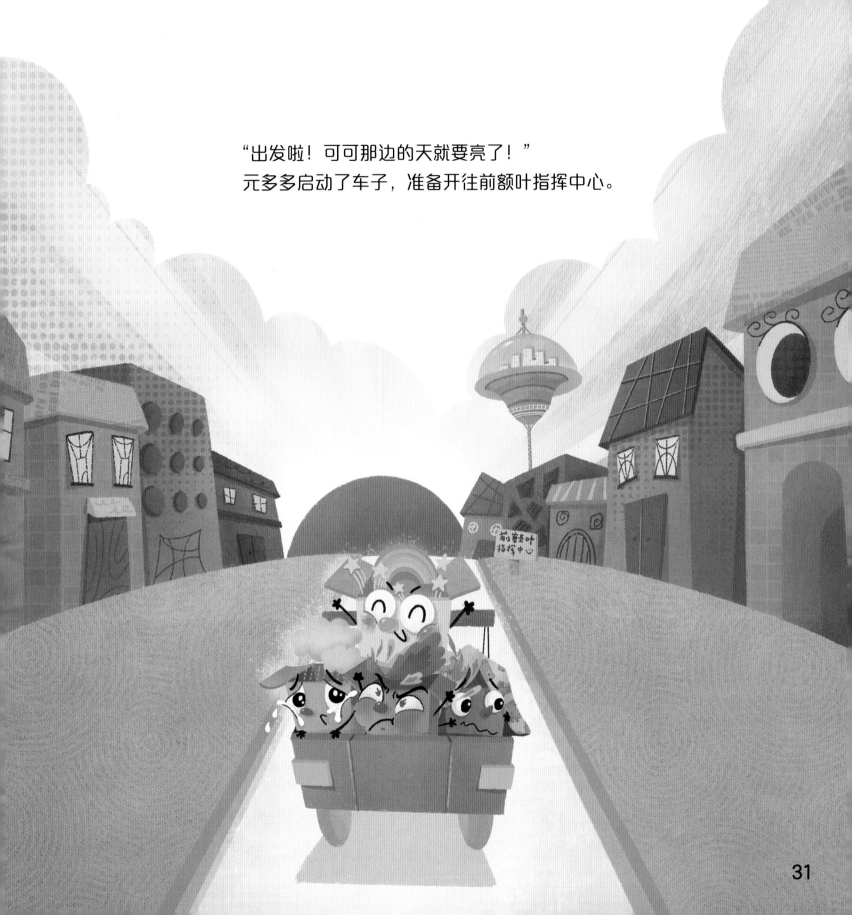

"出发啦！可可那边的天就要亮了！"
元多多启动了车子，准备开往前额叶指挥中心。

新的一天开始了。
清晨，太阳缓缓升起。
可可起床后推开了窗户，
阳光照亮了整间卧室。

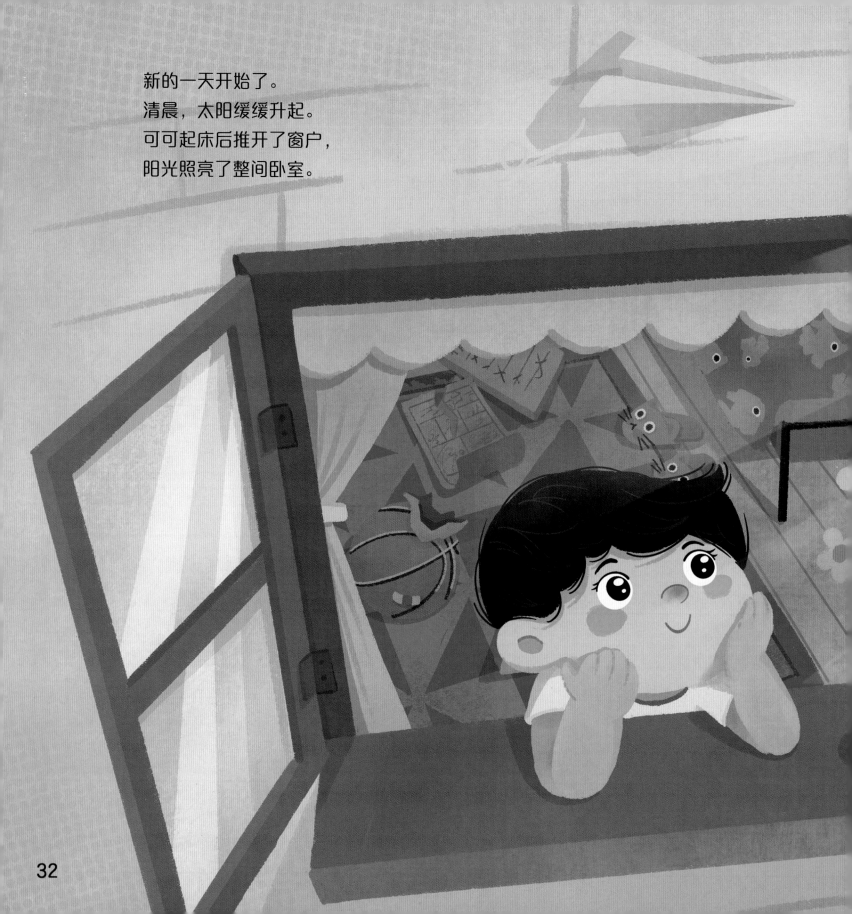

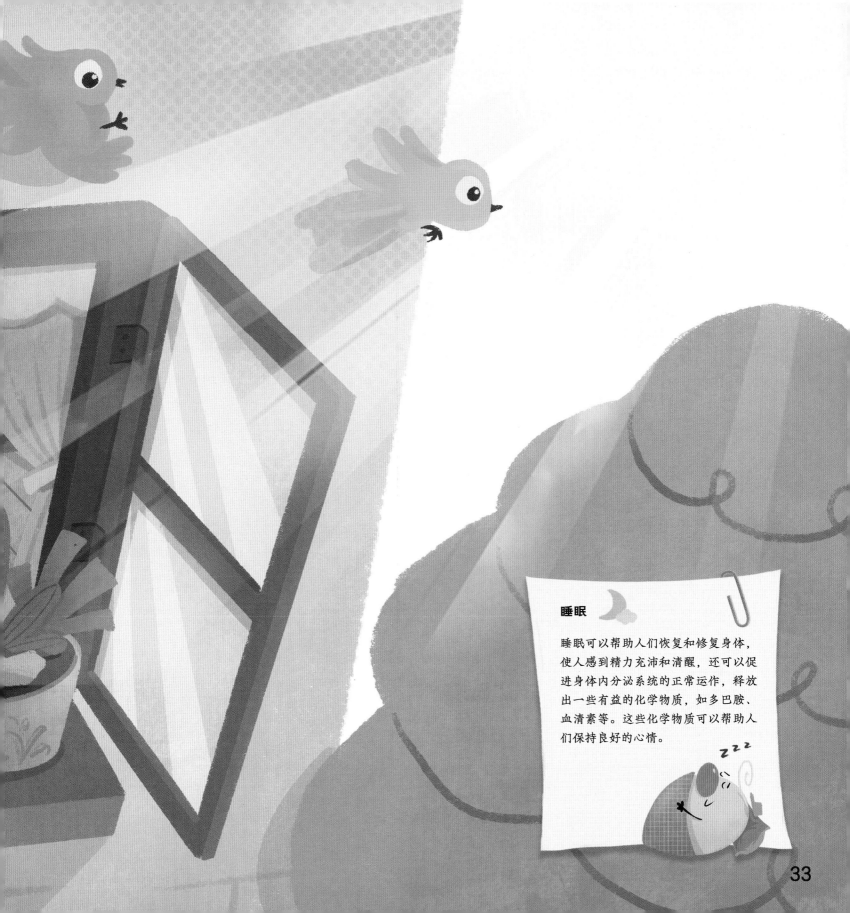

睡眠 🌙

睡眠可以帮助人们恢复和修复身体，使人感到精力充沛和清醒，还可以促进身体内分泌系统的正常运作，释放出一些有益的化学物质，如多巴胺、血清素等。这些化学物质可以帮助人们保持良好的心情。

33

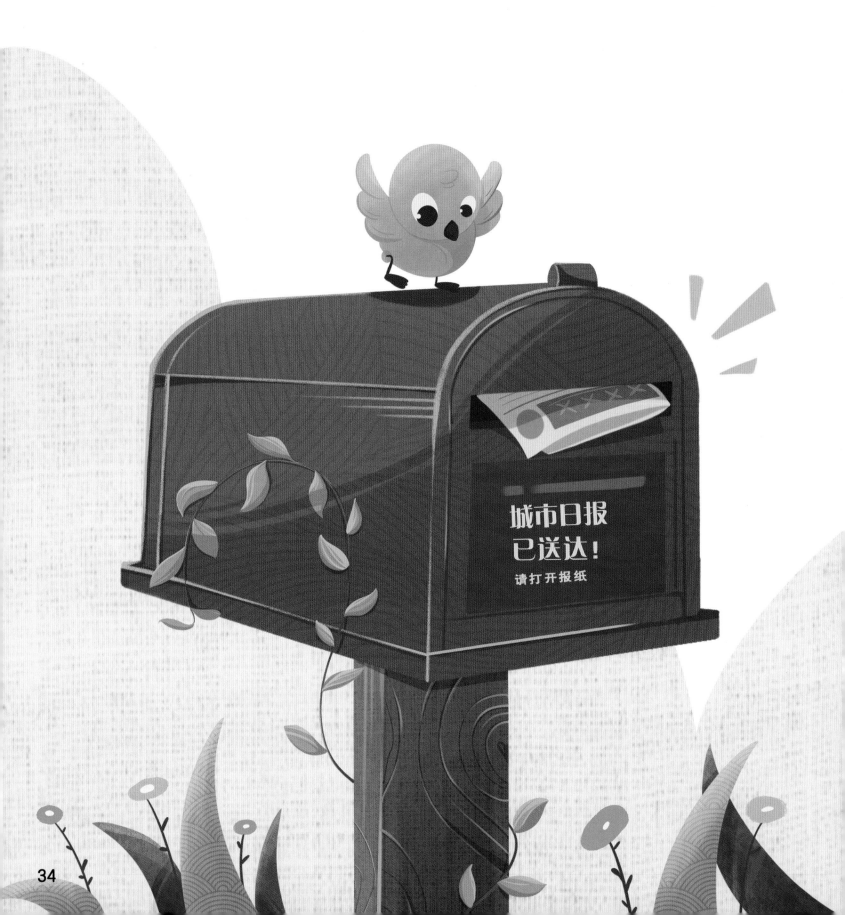

啊！我的肚子好痛！

肠道神经系统也被称为人类的"第二大脑"。

肠易激综合征：

人类在紧张、有压力的时候为什么是爱上厕所？

一方面，压力会影响大脑和肠道之间的信号，导致肠道对消化过程的变化反应过度，从而引起痉痛、腹泻或便秘。另一方面，肠易激综合征也可能导致患者产生更多的压力，焦虑或抑郁，形成恶性循环。

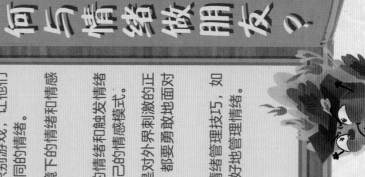

大脑里的镜子：镜像神经元

悲伤 你的 你的 欢喜 悲伤 你的 欢喜

镜像神经元是一种特殊神经元，在观察到别人的动作或行为时，生物体内的镜像神经元能产生与所观察对象相似的神经活动。这些神经元在社会认知、情感共鸣和学习中扮演重要角色，促进人类理解他人的意图与情感。

与情绪相关的镜像神经元主要涉及两个情绪活动过程：情绪模仿与共情。比如小朋友看到妈妈很开心时也不自觉地一起微笑，同时在心里觉得很快乐。一起微笑就是情绪模仿，而心里感到很快乐就是共情。

如何与情绪做朋友？

情绪识别游戏：与孩子一起玩情绪识别游戏，让他们通过图画、表情或角色扮演来识别不同的情绪。

角色扮演：和孩子一起模拟不同情境下的情绪和情感表达，让他们理解情绪的多样性。

情绪日记：鼓励孩子每天记录自己的情绪和认识自己的情绪模式的事情，这有助于他们更好地认识自己。

肯定情绪的合理性：告诉孩子情绪是消极的还是积极的正常反应，无论是消极的还是积极的，都要勇敢地面对自己的情绪。

情绪管理技巧：教孩子一些简单的情绪管理技巧，如深呼吸、冥想、放松等，帮助他们更好地管理情绪。

理解情绪的重要性：向孩子解释情绪是人类生活的一部分，它们帮助我们了解自己的感受，指导我们的行为，让我们更好地与他人互动。

命名情绪：教会孩子认识不同的情绪，并帮助他们用词语来表达这些情感，这有助于他们更好地理解自己的感受。

鼓励情感表达：告诉孩子可以随时分享自己的感受，无论是积极的还是消极的。鼓励他们用语言、绘画或其他方式表达自己的情感。

倾听和理解：当孩子表达情绪时，倾听他们的感受，不要批评或无视他们，让他们感受到你的理解和支持。

讲述自己的情绪故事：和孩子分享你自己的情绪经历，让他们知道情绪是每个人都会有的，而不是仅限于他们自己。

独家出品

杏仁核区的秘密 "社牛" VS "社恐"

据《自然》杂志的最新研究成果，杏仁核区有两类神经元：

第一类神经元在社交探索（包括接近和互动行为）的时候活跃程度增加，被称为"社交探索神经元"。在大脑中拥有"社交探索神经元"的这类人被称为"社牛"。

第二类神经元在不参与社交探索的时候活跃度增加，被称为"非社交探索神经元集合"。在大脑中拥有"非社交探索神经元"的这类人被称为"社恐"。

城市线下情绪剧院 进入试营业阶段

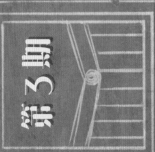
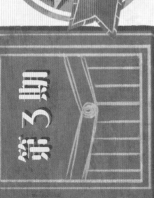

情绪剧院

情绪是一种复杂的神经生理和心理现象，涉及大脑的多个区域和神经通路的协同作用。它是应对内外部刺激数的生理和心理反应，通常包括主观体验、生理变化和行为表现。情绪产生于大脑中的神经元网络活动，涉及下丘脑区、杏仁核区、前额叶皮质等区域。

你听说了吗？现在人工智能在情绪上也有所突破！

人类情绪的表达包括表情、声音和姿势。人们通过这些表现来判断情绪。最新研究表明，已经有计算模型可以根据人类行走的步态判断人类情绪。这种模型会结合机器学习算法和心理学研究方法，将人类行走影像转化成3D模型，识别不同步态下对应的情绪（该算法预测准确率达到80%）。